AF586797

TOME XXII. — 22e Année N° 162 15 Juin 1907

ARCHIVES D'ANTHROPOLOGIE CRIMINELLE DE CRIMINOLOGIE ET DE PSYCHOLOGIE NORMALE ET PATHOLOGIQUE

(Fondées en 1886 avec la collaboration du Dr Albert Bournet
et transformées en 1893 avec Gabriel Tarde)

PUBLIÉES SOUS LA DIRECTION DE

A. LACASSAGNE — *Pour la partie Biologique*

P. DUBUISSON — *Pour la partie Sociologique*

Avec la Collaboration de MM.

A. BERTILLON. — R. GARRAUD. — LADAME. — MANOUVRIER

Secrétaire de la Rédaction

le Dr Étienne MARTIN, agrégé à la Faculté de Médecine

Revue paraissant tous les mois par Fascicule d'au moins 72 pages

Nouvelle Série. — Tome VI

RÈGLEMENT A SUIVRE POUR LA CONSTATATION DES DÉCÈS A LA VILLE ET A LA CAMPAGNE

Par le Dr S. ICARD

ÉDITEURS

A. REY ET Cie
4, rue Gentil
LYON

MASSON ET Cie
Boulevard St-Germain, 120
PARIS

Tout ce qui concerne la **Rédaction** *doit être adressé à l'Institut de médecine légale de la Faculté de Lyon, ou au* Dr Lacassagne, *1, place Raspail, à Lyon.*

*Ce qui concerne l'***Administration** *à MM.* A. Rey & Cie, *imprimeurs-éditeurs, 4, rue Gentil, à Lyon.*

NEMENTS { France et Algérie . . . . . **24** francs.
Etranger (Union postale) . . . **27** fr. **50**

numéro mensuel : **2** francs. — Prix de l'année parue : **40** francs

REVUE CRITIQUE

RÈGLEMENT A SUIVRE

POUR LA

CONSTATATION DES DÉCÈS A LA VILLE ET A LA CAMPAGNE

(Le Signe médical et le Signe vulgaire de la Mort réelle)

Par le Dr Séverin ICARD (de Marseille)

Médecin de l'Administration Municipale des Pompes Funèbres
Vice-Président de la Société de Londres contre le danger des Enterrements prématurés
Lauréat de l'Académie de Médecine, de la Société Médicale
des Hôpitaux de Paris et de l'Institut de France.

Il résulte de l'enquête que nous poursuivons depuis plus de douze ans que nulle part, en France, on ne procède à la vérification des décès. Dans les villes, le plus souvent le médecin signe le certificat de décès sans daigner même faire une dernière visite à son client; dans les campagnes, il suffit que deux témoins quelconques se présentent à la mairie et déclarent qu'un tel est mort pour que l'on traite aussitôt ce dernier comme un cadavre; dans les hôpitaux, c'est sur l'affirmation d'un simple infirmier qu'un malade est reconnu mort et qu'il est transporté presque immédiatement au dépôt mortuaire [1]. Sans doute, il y a des règlements qui, s'ils étaient rigoureusement suivis, offriraient certaines garanties [2], mais, en la circonstance, les règlements sont complètement oubliés, et il existe dans le service de la constatation des décès une telle négligence qu'on aurait peine à trouver son égal dans aucun autre service administratif. La plupart de ceux dont on ordonne les funérailles ne sont que des *supposés décédés* : nous espérons que leur mort est bien réelle, mais il n'en est pas moins vrai que l'on dispose de leur corps sans avoir acquis la preuve scientifique qu'ils ont définitivement cessé de vivre.

Et que l'on ne dise pas que le danger de la mort apparente est purement chimérique. La peur d'être enterré ou incinéré vivant

[1] Icard : De la vérification des décès dans les hôpitaux ; résultats de notre enquête en France et à l'étranger (*Archives générales de médecine*, 1905, p. 406 à 424, p. 480 à 498).

[2] Icard : Les prescriptions légales et les mesures administratives en France pour éviter le danger de la mort apparente (*Annales d'hygiène publique et de médecine légale*, novembre 1903, p. 341 à 473).

est très légitime et se trouve être pleinement justifiée par les faits observés. Il existe, en effet, des cas indéniables, absolument authentiques, qui se présentent avec toutes les garanties scientifiques et se dressent comme une preuve écrasante en face de ceux qui, sans raison d'ailleurs, osent nier la réalité d'un si redoutable danger.

Nous ne pouvons que signaler ici les nombreux faits que nous avons cités dans différentes publications [1]. Le plus sévère contrôle a présidé à l'observation de ces faits dont quelques-uns sont inédits ; ils se présentent à nous avec un tel cachet d'authenticité que nous les croyons de nature à porter la conviction dans l'esprit des plus incrédules. Dans trois de ces observations, la mort avait été officiellement constatée, et les sujets sont revenus spontanément à la vie juste au moment où, toutes formalités étant achevées, on s'apprêtait à les porter en terre. Nous avons relevé nous-même sur les registres de la Mairie, et nous tenons en mains, comme preuve indéniable, les certificats de décès de ces trois pseudo-morts que l'on a dû de nouveau déclarer *être revenus à la vie* et dont l'état civil porte, de ce chef, la trace indélébile de l'erreur dont ils ont failli être victimes.

Le danger est donc réel, et il est urgent que l'on avise et que l'on se décide enfin à appliquer des moyens efficaces.

Or, les moyens destinés à établir en toute certitude la preuve de la réalité de la mort varient suivant que le diagnostic doit être porté par un médecin ou par une personne étrangère à la médecine, d'où la nécessité de deux procédés de diagnostic susceptibles de fournir, le premier un *signe médical*, le second un *signe vulgaire* de la mort réelle.

Le signe médical de la mort réelle : procédé de la fluorescéine. — Ce signe est fourni par un procédé auquel nous avons donné le nom de *procédé de la fluorescéine*. Ce procédé a pour base la persistance des fonctions de la circulation du sang dans tous les cas de mort apparente, persistance qui entraîne à son tour celle de l'absorption. Il consiste à injecter sous la peau ou mieux dans une veine superficielle quelques centimètres cubes d'une solution alcaline de fluorescéine [2]. La fluorescéine constitue la

[1] Voir plus spécialement notre mémoire : La réalité du danger de la mort apparente (*Presse médicale*, 17 août 1904, n° 66, p. 521 à 525).

[2] Pour le détail, voir : *La mort réelle et la mort apparente*, 1 vol. de 300 p., Paris, 1897, Félix Alcan, éditeur, et *Le danger de la mort apparente sur les champs de bataille*, 1 vol. de 150 pages, Paris, 1905, A. Maloine, éditeur.

substance la plus colorante que l'on connaisse : son pouvoir colorant est tel que la coloration verte qui la caractérise, apparaît encore très nettement dans une solution au 1/45.000.000, c'est-à-dire qu'il suffit d'un gramme de cette substance pour colorer 45.000 litres d'eau. La fluorescéine, injectée à la dose de 2 grammes environ en solution alcaline dans tous les cas de mort apparente, indiquera rapidement la persistance de la vie par la coloration jaune intense que prendront la peau et les muqueuses, et surtout par la superbe coloration verte que présenteront les yeux : *le supposé décédé paraîtra avoir une forte jaunisse, et son œil offrira un aspect étrange, comme si une magnifique émeraude avait été enchâssée dans l'orbite.*

Nulle autre épreuve que celle de la fluorescéine ne permettra au médecin de constater avec plus de sécurité et de facilité la persistance de la vie ou son irrévocable disparition. Alors même qu'il y aurait des cas de mort apparente s'accompagnant d'un arrêt complet de la circulation, notre procédé ne perdrait rien de sa valeur. Cet arrêt, en effet, ne peut être que *momentané* ou *définitif* ; s'il est définitif, la mort apparente deviendra bientôt la mort réelle, ce qui sera indiqué par l'absence d'absorption de la fluorescéine injectée, absence constatée à des moments différents et aussi éloignés les uns des autres qu'il plaira de les fixer au critique le plus exigeant ; si l'arrêt n'est que momentané, le produit injecté, étant resté sur place, sera pris et entraîné par le sang dès que celui-ci recommencera à circuler, et le moment de cette reprise de la circulation, quelque tardif qu'on puisse le supposer, ne pourra jamais dépasser la vingt-quatrième heure du délai imposé par la loi avant l'inhumation. Dans tous les cas de mort apparente susceptibles d'un rappel à la vie, on constatera donc l'absorption de la fluorescéine, et cette simple constatation nous permettra d'affirmer le retour à la vie bien avant qu'aucun des moyens préconisés jusqu'ici nous ait prévenus du rétablissement de la circulation. Ce qu'il faut pour éviter toute erreur, c'est un moyen de contrôle *permanent*, *automatique*, *un véritable appareil enregistreur*. Or, l'emploi de la fluorescéine constitue un moyen de contrôle possédant au plus haut degré toutes ces qualités : le moyen est d'une application *permanente et continue*, puisqu'il est incorporé au sujet lui-même, si bien que celui-ci l'emporte avec lui dans la tombe ; il est *automatique*, puisque les résultats se manifestent spontanément, et il réalise *un véritable appareil enregistreur*, puisqu'il suffit d'un simple coup d'œil pour être pleinement renseigné sur la persistance de la vie ou la réalité de la mort.

Tous les auteurs qui ont étudié la question, se sont plu à reconnaître à notre procédé de la fluorescéine cette supériorité sur tous les autres procédés et ont demandé qu'on en vulgarisât l'emploi « à cause de la simplicité et de l'ingéniosité du procédé et aussi à cause de la certitude absolue qu'il fournit[1] ». MM. les professeurs Brouardel et Lacassagne déclarent que « le procédé de la fluorescéine entre les mains d'un médecin constitue un moyen précieux ». Le Dr Morache, professeur de médecine légale à l'Université de Bordeaux, n'accorde qu'à notre seul procédé la faculté de nous renseigner pleinement et en toute certitude sur l'état de vie ou de mort. «Si nous analysons, écrit-il dans son livre *Naissance et Mort*, les résultats fournis par les différents signes de mort que nous avons rapidement indiqués, les principaux de ceux que l'expérience des âges a successivement proposés, nous pouvons remarquer que tous n'ont pas la même valeur ; on pourrait les diviser en signes de possibilité, de probabilité, de certitude ; ces derniers ne sont pas nombreux jusqu'à présent, même il n'en est qu'un : celui de Séverin Icard. » Les opinions des professeurs à l'étranger nous sont tout aussi favorables et nous trouvons notre procédé cité et vivement recommandé dans les traités modernes de médecine légale.

Des expériences de contrôle, répétées dans maints laboratoires, ont permis de conclure à la valeur absolue du procédé. Marcelino-Serrano attaché au laboratoire de médecine légale que dirige le professeur Bastero-Lerga de la Faculté de Saragosse, n'hésite pas, après expérimentation, à reconnaître notre procédé « comme un moyen infaillible et immédiat pour établir le diagnostic différentiel entre la mort réelle et la mort apparente. » Maurice d'Halluin, de la Faculté de Lille, est arrivé au même résultat : « Mes conclusions, déclare-t-il, sont favorables au procédé et en démontrent même l'extrême sensibilité. Pour moi, fluorescéine négative, après injection ultra-veineuse, égale impossibilité de retour à la vie : donc, pas de danger de réveil dans la tombe[2]. »

Et si nous sommes heureux de rappeler ces témoignages, si nous avons tenu à citer de si flatteuses appréciations venant de

[1] Société française d'hygiène, séances du 10 février 1897 et du 12 octobre 1900.
[2] Communication à la *Société de Biologie*, séance du 4 octobre 1905.

maîtres dont la science fait autorité en médecine légale, qu'on ne croie pas que nous avons cédé à un mouvement d'amour-propre : nous avons pensé simplement qu'en nous appuyant sur l'opinion de ces éminents maîtres, nous attirerions plus facilement l'attention des pouvoirs compétents et des médecins sur le moyen que nous proposons pour conjurer le redoutable danger de la mort apparente, et déjà nos efforts semblent ne pas avoir été inutiles, puisque plusieurs municipalités, entre autres celles de Besançon et de Boulogne-sur-Mer, ont imposé aux médecins vérificateurs des décès l'emploi de la fluorescéine.

Le problème de la mort apparente n'était pourtant pas encore complètement résolu par l'emploi du procédé de la fluorescéine. Ce procédé, en effet, quoique infaillible et fort simple, présente le grave inconvénient de ne pouvoir être appliqué que par le médecin, et c'est en l'absence du médecin, à la campagne surtout, que le danger des inhumations prématurées est à craindre plus particulièrement. Ce qu'il faut ici, ce n'est pas un *procédé médical*, mais un *procédé vulgaire*, un procédé permettant à toute personne étrangère à la médecine de se prononcer sans hésitation sur la réalité de la mort.

Le signe vulgaire de la mort réelle : procédé de la réaction sulfhydrique[1]. — En l'absence du médecin, le seul signe de mort absolument sûr est la putréfaction avancée. Malheureusement, ce signe est trop tardif, et il y aurait danger pour l'hygiène à en attendre la manifestation non douteuse : la sécurité publique ne permet pas de pousser si loin la rigueur de l'épreuve. Mais, en vérité, la putréfaction n'est pas un signe aussi éloigné qu'on le croit généralement, et nous avons pu démontrer que, bien avant l'apparition de la putréfaction évidente, des gaz sulfurés se produisent, dont la présence, dûment constatée, indique la réalité de la mort d'une façon aussi certaine que la putréfaction elle-même.

Ces gaz sulfurés, produits précoces de la décomposition cadavérique, se forment plus spécialement et en très grande abondance dans les poumons, d'où ils s'échappent par les fosses nasales. Il suffira donc, pour avoir la preuve spontanée de la

[1] Pour les détails voir notre livre : *Le signe de la mort réelle en l'absence du médecin : la constatation et le certificat automatiques des décès à la campagne*. 326 pages avec dessins et gravures. Paris, 1906. A. Maloine, éditeur 25 27, rue de l'École-de-Médecine, Paris.

réalité de la mort, d'introduire dans une des fosses nasales ou de déposer sous une des narines un petit morceau de papier réactif, dont le changement de coloration, sous l'action des gaz sulfurés, fournira aux moins instruits et automatiquement la preuve de la

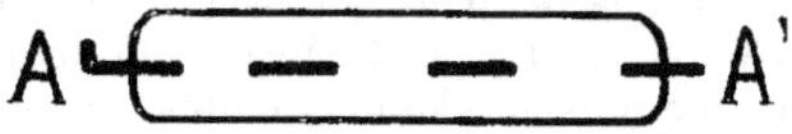

Fig. 1. – Bandelette de papier, avec inscription invisible tracée à l'acétate de plomb, montée sur un fil de fer AA', toute prête à être introduite dans la fosse nasale du supposé décédé.

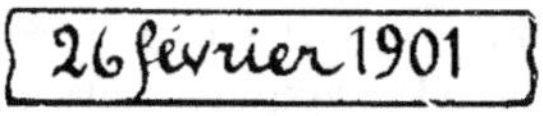

26 février 1901

Fig. 2

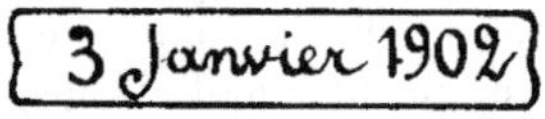

3 Janvier 1902

Fig. 3

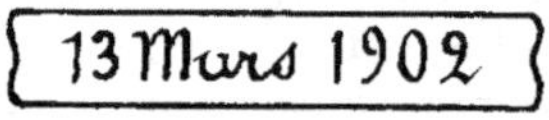

13 Mars 1902

Fig. 4

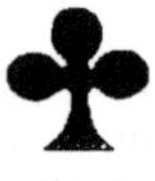

Fig. 5

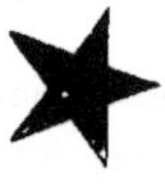

Fig. 6

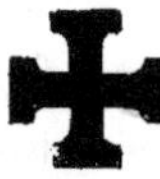

Fig. 7

Diagnostic de la mort réelle par le nouveau procédé de la réaction sulfhydrique (emploi du papier plombé).

Fig. 2, 3, 4. — Bandelettes de papier, avec inscriptions invisibles tracées à l'acétate de plomb, déposées dans la narine gauche des nommés Jourdan Louis, Louis Amici, Pini Joseph : au moment où elles ont été retirées, soit 20, 27, 28 heures après la mort, les inscriptions étaient très nettement apparentes. — Fig. 5, 6, 7. — Petits carrés de papier, avec dessins invisibles tracés à l'acétate de plomb, déposés sous la narine droite : 20, 27, 28 heures après la mort, les dessins avaient fait leur apparition.

PLANCHE I

réalité de la mort. Le papier que nous proposons est un morceau de papier à écrire ordinaire sur lequel, avec une solution d'acétate neutre de plomb, on trace des inscriptions, des dessins quelconques qui, en l'état, sont invisibles ; la réalité de la mort sera indiquée par l'apparition spontanée des inscriptions ou des dessins sur le papier qui, au moment de son application, paraissait tout à fait blanc (voir planche I et A planche II).

Le papier plombé, à la rigueur, peut être remplacé par un morceau d'argent ou de cuivre, par une pièce de monnaie, par exemple, de 1 franc, de 50 centimes ou de 5 centimes, que l'on aura soin auparavant de bien nettoyer et de rendre bien bril-

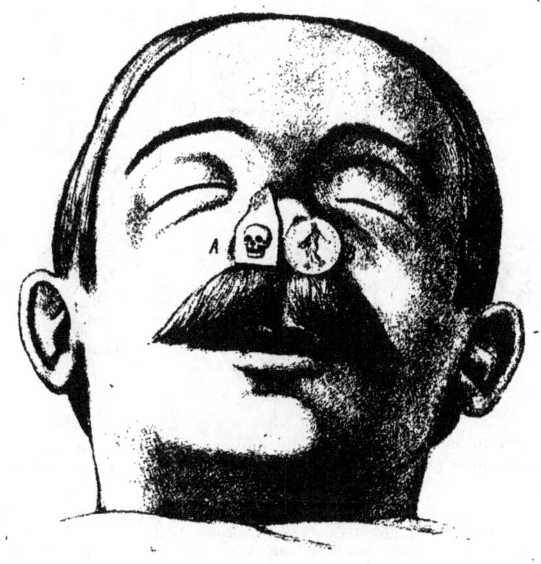

La constatation et le certificat automatiques des décès.

A. La petite tête de mort, invisible au moment de l'application du papier sous l'ouverture nasale du côté droit, a fait son apparition sous l'influence des gaz sulfurés indiquant par leur présence la réalité de la mort.

B Pièce de 50 centimes déposée sous la narine gauche : la preuve de la réalité de la mort est fournie par la coloration noire qu'a prise la face en contact avec l'ouverture nasale.

PLANCHE II

lantes. L'argent, comme le plomb, sous l'influence des gaz sulfurés, devient noir, mais d'un noir moins prononcé, donnant un peu sur le gris-noir (sulfure d'argent), le cuivre prend une coloration noir-rougeâtre (sulfure de cuivre) : on dirait que ces deux métaux ont passé par le feu. Ces deux réactions sont très sensibles : on peut encore les rendre plus nettes en ne faisant agir les gaz sulfurés que sur une partie de la surface du métal (voir B planche II et planche III). On doit néanmoins préférer aux réactions de l'argent et du cuivre celle du plomb, à cause de

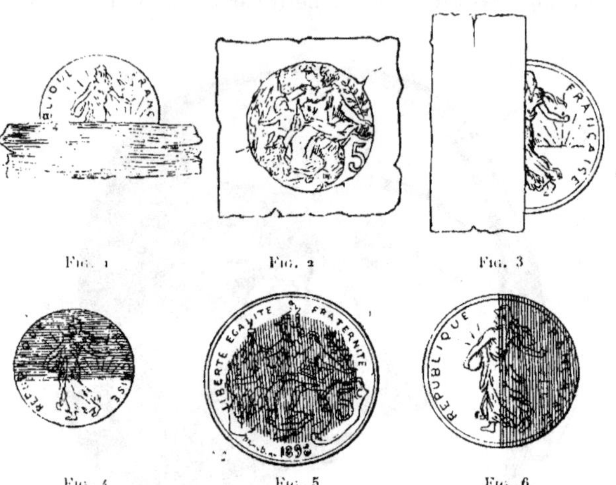

Fig. 1 Fig. 2 Fig. 3

Fig. 4 Fig. 5 Fig. 6

Diagnostic de la mort réelle par le nouveau procédé de la réaction sulfhydrique (emploi des pièces de monnaie en argent et en cuivre).

Fig. 1, 2, 3. — Pièces de monnaie de 50 centimes, de 5 centimes et de 1 franc, toutes prêtes à être utilisées pour notre procédé de diagnostic par la réaction sulfhydrique : une partie de la surface métallique a été recouverte par un morceau de papier collé afin que, les gaz de la putréfaction n'agissant que sur la partie restée libre, la réaction devienne très ostensiblement apparente par la différence de coloration nettement tranchée qui existera entre les deux parties de la surface métallique ; la partie restée libre présentera une coloration noir-grisâtre, s'il s'agit d'une pièce d'argent, noir-rougeâtre, à reflets irisés, s'il s'agit d'une pièce de cuivre, tandis que la partie protégée, débarrassée du papier qui la recouvre, présentera la coloration brillante métallique propre à chaque métal. — Fig. 4, 5, 6. — Mêmes pièces de monnaie ayant été déposées sous la narine gauche des nommés Jourdan Louis, Louis Amici, Pini Joseph et observées 20, 27 et 28 heures après le moment supposé du décès : le papier protecteur a été enlevé, et seule la partie non protégée présente la coloration caractéristique de la réaction sulfhydrique.

PLANCHE III

la coloration noire intense qui caractérise cette dernière réaction et dont la constatation s'impose aux yeux des moins observateurs : à la campagne, en l'absence du médecin, on ne saurait remplacer le papier plombé.

Du reste, pour favoriser la vulgarisation du procédé et en rendre l'application encore plus facile, nous demandons que du papier réactif tout préparé, prêt à être employé, soit remis gratuitement, par les soins de l'autorité municipale, à tout témoin qui se présentera à la Mairie, sans certificat de médecin, pour faire une déclaration de décès: ce papier réactif, rapporté à la Mairie après réaction, servira de pièce à conviction et établira, aux yeux de l'Administration, la preuve que la réalité de la mort a été bien constatée. Ce *certificat de décès automatique* remplacera le certificat médical impossible à se procurer ici par suite de l'absence de tout médecin, et il le remplacera avantageusement, puisque les médecins, nous l'avons vu, ne cèdent que trop souvent à la fâcheuse habitude de signer le certificat qu'on leur demande, sans même visiter une dernière fois le corps du supposé décédé. Ce certificat aura encore l'avantage, en obligeant de garder et de surveiller le cadavre, d'empêcher que l'on procède à l'ensevelissement immédiat, à la mise en bière précoce et surtout que l'on écourte le délai légal avant l'inhumation, autant d'abus qui sont si fréquents à la campagne.

Le signe de la *réaction sulfhydrique* constitue un signe de mort vulgaire par excellence : la recherche de ce signe n'exige aucune connaissance technique, aucune manipulation de chimie, aucun travail de laboratoire; comme dans le procédé médical de la fluorescéine, il suffit de regarder. C'est le mort lui-même qui se déclare mort; c'est lui-même qui dit : « Je suis mort! » et il fournit la preuve de la vérité qu'il affirme.

La coloration caractéristique de la présence des gaz sulfurés se manifestera plus ou moins hâtivement, suivant les différentes circonstances, elles-mêmes, qui activent ou retardent la putréfaction, à savoir, pour ne citer que les principales : la chaleur, l'humidité, la nature de la maladie, le genre de mort, l'âge du sujet. C'est surtout la chaleur qui jouera le principal rôle : en été et dans les pays chauds, la réaction pourra se manifester vingt heures après et même avant[1] : en hiver et dans les pays froids, il faudra attendre plus longtemps, suivant la rigueur de la saison, plus ou moins corrigée par la température de la chambre mortuaire : le plus ordinairement, par une température moyenne, la réaction se produira vers la fin du premier jour ou

[1] Nous avons donné l'observation d'un décédé qui, en plein hiver, février 1901, présenta, d'une façon très nette, le signe de la réaction sulfhydrique, dix-sept heures au minimum après la mort (voir dans notre livre p. 228 et s.).

tout au moins vers le commencement du deuxième jour après la mort. En été, il ne sera donc pas nécessaire de se préoccuper de la température de la chambre mortuaire et, toujours, la réaction sulfhydrique apparaîtra bien avant l'expiration du délai légal à garder avant l'exhumation; *mais, en hiver, il sera utile de chauffer la chambre mortuaire et d'y entretenir une température de 15 à 20 degrés environ.*

Nous n'avons pas, du reste, à nous inquiéter du temps plus ou moins long qu'exige la réaction sulfhydrique; *il nous suffit de savoir que le signe de la mort réelle, tiré de la manifestation de cette réaction, se montre toujours bien avant l'apparition de la tache verte abdominale*, c'est-à-dire trente-six heures et même deux jours avant que le cadavre devienne un danger de contamination : *il n'y aura donc jamais aucun inconvénient à garder le cadavre jusqu'à l'apparition de la réaction sulfhydrique, quelque tardive que puisse être celle-ci.*

La manifestation du signe de la réaction sulfhydrique est donc relativement précoce, et son attente, avant de procéder à l'inhumation, ne lèse en rien les principes de la plus rigoureuse hygiène, elle favorise même l'application de la loi, puisque notre signe remplace avantageusement celui de la putréfaction que la loi exige et que l'on n'attend jamais avant de disposer d'un cadavre. Devançant de plusieurs jours l'apparition de la putréfaction, le signe de la réaction sulfhydrique met d'accord la loi et l'hygiène et, pour le plus grand bien de la société, sauvegarde à la fois les prescriptions de l'une et de l'autre.

Le signe de la réaction sulfhydrique se produit inévitablement dans tous les cas de mort réelle et fait défaut dans tous les cas de mort apparente. Les observations cliniques et les nombreuses expériences que nous avons faites pour établir la démonstration de cette vérité sont absolument concluantes. Le cadre restreint de cet article, déjà trop long, nous empêche de nous étendre davantage, mais le lecteur qui voudra bien se reporter aux arguments de notre livre (p. 232 à 255) sera pleinement convaincu et ne gardera aucun doute sur l'infaillibilité de notre procédé.

Nous avons démontré que chez le vivant, à l'état sain comme à l'état pathologique, les gaz sulfurés ne peuvent se trouver dans les *excreta* qu'à dose infinitésimale, exigeant un chimiste expert et des procédés de laboratoire délicats pour rendre leur présence évidente. Mais si cette dose est déjà trop faible pour agir sur le papier réactif chez le vivant, alors que la respiration et toutes les excrétions sont normales, elle deviendra tout à fait insuffisante, les gaz sulfurés feront même complètement défaut chez le sujet atteint de mort apparente : dans le premier cas, en effet, la ventilation pulmonaire, la transpiration, toutes les excrétions sont en pleine activité ; dans le second cas, au contraire, la respiration est réduite à un tel minimum qu'elle paraît être complètement arrêtée et qu'aucun gaz ne semble être expulsé de la cage thoracique ; d'autre part, toutes les fonctions sont ralenties proportionnellement au ralentissement de la circulation, au point qu'elles semblent aussi être suspendues, et il n'y a plus ni transpiration, ni sécrétion d'aucune sorte. Dans ces conditions, puisque aucune excrétion ne persiste, puisque l'organisme n'élimine plus, il n'y a pas à craindre que le papier soit influencé par des gaz sulfurés dont l'existence, au surplus, même à l'état normal, est tout à fait hypothétique et n'est rien moins que prouvée. Mais alors même que des émanations sulfurées, chez un sujet en état de mort apparente, seraient assez fortes pour agir sur le papier réactif, ainsi que cela pourrait se produire à la suite d'un traitement sulfureux, il resterait encore un moyen d'échapper à toute cause d'erreur, moyen qui est absolument sûr et dont l'emploi ne laissera subsister aucune confusion entre les émanations d'origine cadavérique et les émanations de toute autre origine.

L'hydrogène sulfuré est, en effet, un corps peu stable, ayant une très grande affinité pour l'oxygène. L'air humide — et c'est le cas de l'air dans les poumons — le décompose très rapidement à la température ordinaire pour former du soufre et de l'eau. C'est pour cette raison que, dans les laboratoires où l'hydrogène sulfuré est si fréquemment employé comme réducteur, on fait toujours la dissolution d'hydrogène sulfuré avec de l'eau bouillie (c'est-à-dire privée d'air), et qu'on conserve cette solution dans des flacons pleins (c'est-à-dire à l'abri du contact de l'air). Cette raison et d'autres sur lesquelles nous croyons inutile d'insister ici, expliquent la disparition rapide de l'hydrogène sulfuré stagnant dans un poumon où l'air ne serait pas sans cesse renouvelé. Entre le sujet qui se trouve en état de mort apparente avec de l'hydrogène sulfuré dans le poumon et le sujet qui est véritablement mort, il existe cette différence caractéristique, essentielle, spécifique, absolument démontrée par les faits : chez le premier, plus on s'éloignera du début de la mort apparente, moins il y aura de l'hydrogène sulfuré *au point qu'après une heure au plus on ne trouvera plus aucune trace de ce gaz dans la poitrine;* chez le second, au contraire, plus on s'éloignera du début de la mort, plus il y aura de l'hydrogène sulfuré. Il suffira donc, pour éloigner toute possibilité d'erreur, *d'appliquer le papier réactif plusieurs heures après le moment supposé de la mort, vers la quinzième ou la vingtième heure par exemple.*

Mais, nous tenons à le répéter et nous insistons sur ce point, c'est uniquement pour être complet et pour aller au-devant de toutes les objections, même les moins fondées, que nous avons parlé d'un diagnostic différentiel : en pratique, on n'aura à se préoccuper d'aucune cause d'erreur, et la réaction sulfhydrique, constatée suivant les règles que nous avons indiquées, devra toujours être considérée comme un signe de mort certain, aussi certain que la putréfaction elle-même.

Nos expériences ont duré de longues années, elles ont porté sur des vivants et sur des morts, sur des cadavres humains et sur des cadavres d'animaux, nous les avons suffisamment répétées, et nous pensons les avoir menées avec assez de soin pour pouvoir affirmer que la *réaction sulfhydrique est de nature à fournir la certitude absolue de la réalité de la mort.* Nous avons répondu à toutes les objections, *il est pratiquement et scientifiquement démontré que seule la putréfaction cadavérique est capable de donner naissance à la réaction sulfhydrique.* On pourra multiplier les observations, varier les expériences, on ne réussira jamais à infirmer notre conclusion, qui est celle-ci : *la réaction sulfhydrique, dans les conditions où nous la cherchons, est un signe de mort infaillible, un signe pathognomonique, un signe aussi certain que la putréfaction elle-même, puisque, dans aucun cas, cette réaction ne saurait avoir lieu en l'absence de la putréfaction cadavérique;* en nier la valeur serait nier la valeur du signe même de la putréfaction.

De nombreux expérimentateurs ont voulu contrôler la valeur du procédé de la réaction sulfhydrique : tous ont conclu à sa valeur absolue. Le Dr Faguet, médecin légiste près la Cour d'appel de Bordeaux, rendant compte de ses expériences dans la *Gazette hebdomadaire des sciences médicales*, écrit : « J'ai expérimenté personnellement ce nouveau procédé, et les résultats que j'ai obtenus, en tout conformes à ceux qu'indique le Dr Icard dans son livre, me l'ont fait adopter, tant à l'hôpital que dans la clientèle[1]. »

[1] Bordeaux, 23 septembre 1906, n° 38, p. 453.

La question de la vérification des décès, maintes fois, en France et à l'Etranger, a été portée devant les représentants du peuple. En 1853, à la suite de certains cas de mort apparente qui avaient été observés, des interpellations eurent lieu à la Chambre des Députés italienne, siégeant à Turin. Des pétitions nombreuses, en France, ont été adressées au Gouvernement, pour obtenir de lui l'emploi de mesures énergiques et efficaces contre le danger de la mort apparente. Le Sénat a dû souvent s'occuper de la question : nous signalerons plus spécialement les séances du 21 février 1863, du 6 mars 1865, du 27 février 1866, du 3 mai 1867. Dans la séance du 27 février 1866, le Sénat traita longuement la question des inhumations prématurées, qu'il qualifia de « question considérable ». M. de la Guéronnière déclara : « S'il y avait quelque chose de possible et de pratique, nous serions tous unanimes à en imposer l'emploi. » Durant quinze ans, nous n'avons cessé d'étudier, d'une façon méthodique et scientifique, le troublant problème de la mort apparente, suivant le vœu exprimé par le fondateur du Prix Dusgate, nous avons consacré tous nos loisirs à la recherche *des moyens les plus propres à écarter le danger des inhumations prématurées.* Les travaux que nous avons publiés sur la question sont de nature — nous osons l'espérer — à faire naître dans l'esprit du lecteur la conviction qu'il existe, à l'heure actuelle, quelque chose « de possible et de pratique » pour empêcher les inhumations prématurées, à savoir : le procédé de l'injection de la fluorescéine lorsqu'il y a un médecin, le procédé de la réaction sulfhydrique par le papier plombé lorsqu'il n'y a pas de médecin.

Il serait temps que l'autorité se décidât à prendre des mesures efficaces : un règlement sévère s'impose, donnant toutes les garanties. Les Pouvoirs publics ne devront pas attendre, pour agir, que l'opinion s'émeuve à nouveau de la situation qui est faite, en France, à tous les habitants, et plus spécialement aux habitants de la campagne ; ceux-ci sont déclarés morts et descendus dans la fosse, sans qu'on ait jamais la preuve de la réalité du décès. Le gouvernement devrait répondre enfin à l'appel qui lui est adressé depuis si longtemps par tous les hommes de cœur et par tous ceux non encore insensibles à la pensée qu'un vivant peut être pris pour un mort et être inhumé comme tel, pour mourir définitivement de la plus horrible des morts.

OUVRAGES REÇUS

Dr René Sand, agrégé : La Simulation et l'interprétation des accidents du travail. Un vol. in-8°, cartonné, de 640 p., avec préface du professeur Rommelaerre. H. Lamartin, édit., Bruxelles, 1907.

Matteawan State Hospital : Prison Department State of New-York. Broch. de 52 p., 1906.

D. Sico Cavalieri : Manuale del ritratto parlato (metodo di A. Bertillon) con vocabolario italiano, francese, tedesco, inglese, R. A. Reiss, de 138 p. in-18. — Metodi scientifici e pratici. Identificazione, Fotografia giudiziara, indagini, richerche ed impiego dei cani per uso della polizia, idem de 70 p. : les deux brochures, avec nombreuses planches et figures en un volume cartonné, Bologne, Beltrami, 1907.

Dott. A. Ascarelli : Aiuto nell Instituto di medicina legale di Roma : La putrefazione del tessuto musculare striato (muscoli volontari e cuore) in rapporto con alcune cause di morte violente. Broch. de 42 p., Bocca, 1907. — L'Indice emato-pneumo-epatico nella diagnosi di asfissia. Broch. de 26 p., Siena, 1907.

Bulletin de la Société de médecine légale de France : 38e année, t. III, un vol in-8° de 263 p., Paris, Maloine et Marchal-Billard, 1906.

Prof. S. Ottolonghi (de Rome) : Polizia scientifica (Identificazione fisica e psichica, Investigazioni giudiziarie). Un vol. in-8° de 186 p. Roma, Societa poligrafica, 1907.

Prof. J. Grasset (de Montpellier) : L'Occultisme. Hier et aujourd'hui. Le merveilleux préscientifique. Un vol. in-16 de 435 p., Montpellier, Coulet, et Paris, Masson, 1907.

The Journal of the Anthropological Institute : July-December 1906, in 8°, 500 p. et nombreuses planches.

Rivista di Polizia giudiziaria scientifica : Directeur, le professeur Alfredo Niceforo, rédaction et administration, Palermo, Corso Pisari, 172.

Dr A. Couvelaire : Titres et travaux scientifiques, in-8° de 55 p., Paris, Steinheil, 1907.

Raymond de Ryckère et H. Jaspar : *Revue de droit pénal et de criminologie*, n° 5. *Mémoires originaux :* Que doit être l'expertise médico-légale d'un enfant (docteur Jean Demoor). — *Jurisprudence.* — *Bibliographie.* — *Chronique.* Bruxelles, Larcier, 1907.

B.-M. Joos : De Kuische Prierterschaar, etc., in-16, 84 p. Amsterdam, D. Buys, 1906.

Amédée Bonnet, docteur ès sciences : Recherches sur l'anatomie comparée et le développement des Ixodidés (avec 104 fig. et 6 planches). Un vol. in-8° de 180 p. Lyon, A. Rey, 1907.

Lyon — Imprimerie A. Rey, 4, rue Gentil. — 45647

www.ingramcontent.com/pod-product-compliance
Lightning Source LLC
LaVergne TN
LVHW052038160826
845678LV00003B/1408

* 9 7 8 2 3 2 9 6 3 3 2 3 7 *